AF483057

LES BLESSURES

DU CHEVAL DE GUERRE

Les grandes manœuvres qui ont eu lieu, l'année dernière, dans l'Est, ont fixé d'une façon définitive la valeur actuelle du cheval de guerre français, en plaçant sous un jour éclatant les qualités de vitesse et d'endurance dont il a fait constamment preuve. La satisfaction aurait été absolue, si le nombre des chevaux mis indisponibles, par suite de blessures, n'avait fait naître une juste inquiétude. Nous savons tous que la plupart de ces accidents ne sauraient diminuer nos effectifs en campagne, mais nous avons compris qu'un nouvel effort, source de recherches immédiates, de tentatives d'amélioration s'imposait.

De nouveau rivale des autres armes par sa ténacité à rechercher la perfection, par sa volonté de grandir les progrès accomplis, la cavalerie continuant son œuvre affirme ses droits à la part de succès que Vitry a si brillamment couronnés.

Donc, tous les cavaliers se sont mis à la tâche, et dans leurs recherches de la cause inconnue, ils ont successivement attaqué les marches forcées, la chaleur, les soins incomplets, causés par l'arrivée très tard dans les cantonnements, enfin et surtout la selle. On l'a dite trop lourde, trop rigide ; celui-ci la voulait articulée, celui-là débarrassée d'objets malheureusement indispensables, tous, en dernier ressort, ont porté leur attention sur les panneaux et il a été jugé que la matelassure, insuffisamment maintenue, s'était déplacée, avait fait bourre en certains endroits et qu'elle avait été

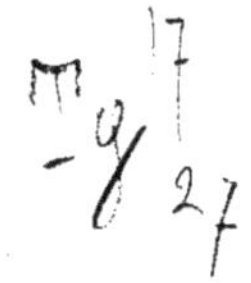

la cause inévitable du mal. Quelques nouvelles piqûres fixant
mieux la toile, ont été adoptées comme première modification.

Je demande la permission d'émettre sur les motifs qui ont
déterminé l'indisponibilité des chevaux, des idées autres que celles
qui ont été généralement admises, et qui sont le résultat d'observations que je livre avec le désir, seul, d'être utile.

Il est, je crois, indispensable d'apporter à la selle une modification sérieuse dont je parlerai tout à l'heure ; cette modification
ne vise pas l'allégement bien difficile à concilier avec la solidité,
.et l'obligation de maintenir aux cavaliers le strict nécessaire. —
Tous ceux qui se sont occupés de la question sont évidemment
d'accord sur ce point : que les blessures proviennent, avant tout,
du frottement, mais ils font intervenir avec trop d'autorité des
questions de poids du paquetage et de chaleur qui ne jouent que
des rôles secondaires, et qui les écartent, à mon sens, du sujet
principal. Le poids et la chaleur sont des facteurs sérieux, l'un par
la sensibilité qu'il amène à la peau, l'autre parce qu'il augmente
l'intensité du frottement, mais ce ne sont pas là des causes déter-
minantes.

Les blessures entament plus particulièrement deux points. Elles
sont dites blessures du rein ou de l'épaule. Je prétends que les
blessures du rein proviennent surtout de la façon de se tenir à cheval, et celles de l'épaule, de la façon de monter sur le cheval.

Le dernier mot de la position rêvée a été dit par le règlement :
on ne pourrait rien y ajouter.

« Être assis, en ayant la cuisse descendue, autant que possible.»

Tous les efforts des officiers employés à l'instruction visent ce
but si difficile à atteindre, et s'en rapprochent, en utilisant les
assouplissements. — Qu'il me soit permis de dire, en passant, que
ces assouplissements ne sauraient être trop employés, et d'exprimer
immédiatement le regret de les voir à peu près négligés au travail de la 1re classe, grâce à la persistance intelligente et infatiga-
ble des instructeurs, les cavaliers faisant leurs classes, privés de
leurs étriers, arrivent à prendre une bonne position. Mais aussi,
que de fois ne leur répète-t-on : qu'il faut chercher le fond de la
selle ? Eh oui ! parce que l'on n'est dans sa selle que lorsqu'on en a
trouvé le fond. Peut-on, d'un autre côté, être assis très en arrière

et avoir la cuisse très descendue? Évidemment non! Le cavalier
dit « ancien » — ceci est un fait pénible à écrire — monte moins bien,
à l'exception de ceux qui font le dressage, que l'homme de recrue,
au moment où il termine ses classes. Il n'entrerait pas dans le
cadre de ce travail de faire ressortir les raisons pour lesquelles le
niveau de l'instruction équestre baisse à mesure que les cavaliers vieillissent, si je ne voulais démontrer l'irresponsabilité des
officiers. Je rappellerai donc que, sur un effectif de 170 chevaux
par escadron, 60 à 65 de ces chevaux sont utilisés pour l'instruction des recrues, 55 à 60 suivent les deux dressages, 14 sont employés à l'instruction des cadres, 12 au service des officiers, 6 au
travail des trompettes, et qu'il en reste enfin, à peine 20 pour le
travail de la 1re classe, dont il faut retrancher les chevaux de vol-
tige, les chevaux à l'infirmerie et les indisponibles. J'allais omettre
de parler des périodes de réservistes et de territoriaux qui boule-
versent toute l'instruction.

Je reviens à mon sujet. L'étrier est pour le cavalier un mal
nécessaire; dès que ce moyen de tenue lui est rendu, il s'en sert
pour se créer une position commode, avec l'aide du troussequin
contre lequel il se cale. Il n'occupe plus sur la selle la bonne
place, il est mal assis, il ne monte plus, il va à cheval. Être bien
assis à cheval ne s'entend pas de la position que présente un Mon-
sieur très à l'aise dans un fauteuil, quoiqu'on ait dit: « Il est
là-dessus comme dans un fauteuil. » Être bien assis à cheval
réclame cette condition impérieuse que l'articulation coxo-fémo-
rale portera sur la selle, un peu en avant du troussequin, *en
redoutant son appui*. Que se passe-t-il quand le cavalier est assis
en arrière de ce point? La pression qu'il exerce produit sur la
partie postérieure de la selle une pesée déterminant un mouvement de bascule, que le trot enlevé transforme en un véritable tangage. Ce mouvement est inappréciable à l'œil, j'espère
prouver que son évidence est indiscutable. Telle est la position
dangereuse et fatigante pour leur monture que prennent presque
tous les anciens cavaliers un peu par recherche du bien-être, surtout par ignorance du danger qui les menace et qu'ils accentuent
aux manœuvres, alors que les journées de marche sont longues et
qu'ils sont forcément moins surveillés. C'est là que se montre le

danger, tandis qu'il a pu passer inaperçu en garnison, quand les chevaux ne sont montés que quelques heures, rarement chargés, et quand on leur accorde, comme nous le savons, deux jours de repos par semaine. J'ai dit que leur position devenait non seulement dangereuse mais fatigante pour leur monture. — Tout homme de cheval sait, en effet, dans quelles proportions une position vicieuse influe sur la fatigue imposée au cheval. L'expression qui qualifie cette position est bien connue, on dit de celui qui la présente : « Il monte lourdement. » Ce serait une erreur de croire que c'est là le partage des gros poids. On peut être gros et monter légèrement, et *vice versâ*. Le mot qui résume ma pensée est : Apprendre au cavalier à se faire léger en toutes circonstances. — La théorie que j'ai cherché à développer m'a amené à critiquer sévèrement sa position ; j'entends dire que c'est la position seule que j'ai attaquée. — Sa hardiesse, son entrain, sa solidité, son tact même, me sont connus parfaitement. — Je l'ai vu longtemps au dressage et à l'extérieur et j'ai été souvent étonné et ravi de son audace et de sa ténacité. J'ajouterai, comme une chose réconfortante à citer, que dans les garnisons où il existe des pistes appartenant aux officiers, on est obligé de défendre, de surveiller même pour empêcher les cavaliers en reconnaissance de franchir les gros obstacles qui y sont dressés. — Bravos aux officiers qui sèment de tels exemples, et qui récoltent d'aussi douces récompenses !

Si je ne m'adressais à des hommes de cheval, à des officiers rompus à l'instruction, qui jugent d'un coup d'œil rapide une bonne position d'une mauvaise, je pourrais craindre que l'on ne taxe d'introuvable, la place que j'indique comme seule bonne. La définition que j'en donne : — redouter l'appui du troussequin — ne regarde que les gradés ; j'ai pensé que c'était leur tracer une ligne suffisante et facile à suivre, mais désireux d'être plus précis et de donner des preuves irréfutables à ceux qui me feront l'honneur de me lire, je réclamerai l'expérience suivante : un arçon de selle neuve, recouvert de son siège et débarrassé de ses panneaux, sera placé sur une table. On appuiera la main sur le siège à l'endroit que je désigne comme devant être la bonne place occupée par le cavalier, et on remarquera qu'une pression peut s'exercer en cet endroit sans déterminer d'oscillations, mais que, dès qu'on s'é-

carte de ce point, en allant vers le troussequin, la partie postérieure
de la selle bascule. La production de ce mouvement donne, non
seulement une idée exacte de ce qui se passe quand l'homme est
à cheval, suivant qu'il occupe une place ou l'autre, mais de la pré-
férence que l'on doit accorder à celle-ci qui est bonne, et non à
celle-là qui est détestable.

Ceci m'amène à parler de la modification qu'il me semble nécessaire d'apporter à la selle. — Si nous examinons l'arçon, vu de
profil, nous constatons qu'il présente dans son ensemble, la forme
en bateau, nettement dessinée. Le but visé est évidemment le suivant : Étant donné l'affaissement de la matelassure correspondant à
la place qu'occupe le cavalier sur la selle, empêcher les extrémités
(en les relevant) de pincer l'épaule ou le rein ; mais pourquoi, cette
forme en bateau, si peu en rapport avec la moyenne des dos, pourquoi ne pas chercher à se rapprocher plutôt du dos bien fait ? Quel
défaut grave que cette instabilité de la selle, et quelle cause ma-
thématiquement infaillible de blessures ! Des raisons, évidemment
importantes, ont déterminé la suppression des différentes pointures
d'arçon et l'adoption d'une pointure unique. Cette pointure, ap-
pelée à satisfaire dorénavant toutes les conformations, sied en
effet, à peu près, à toutes, mais ne s'ajuste parfaitement sur au-
cune. La bande d'arçon que je vais essayer de tracer, ne rempli-
rait-elle pas le but que l'on s'est proposé : de ne pas toucher le
cheval en avant et en arrière ? -- Ne pourrait-elle concilier cette
exigence avec le désir de voir le poids du cavalier réparti sur un
plus grand nombre de points ? N'apporterait-elle, enfin, un remède
à ce défaut capital d'instabilité ?

La partie médiane des bandes de l'arçon serait *plus rapprochée
de l'horizontale, suivant la ligne du dos bien fait,* et les deux extrémités *seulement* de cette ligne relevées d'une hauteur calculée sur
l'affaissement de la matelassure. Étant donné qu'on n'admet plus
qu'une pointure, il semble judicieux de sacrifier aux dos bien
faits, ceux qui sont mal conformés, et heureusement plus rares.

Parlons maintenant du siège : La forme qu'affecte le siège d'une
selle, quand elle est dite faite, indique nettement la position habi-
tuelle du cavalier auquel elle appartient. Aussi les sièges des selles
de troupe sont-ils presque tous cassés (expression de selliers)

*

près du troussequin. La position que l'homme de troupe affectionne, la place qu'il s'est creusée en cet endroit, en est la cause ; une chose l'y aide aussi, c'est la façon dont le siège est tendu. Un grand nombre de sièges ne permettent pas d'entrer dans la selle, et de placer les genoux bien en avant des étrivières. On glisse en arrière malgré soi, tant la partie du cuir qui recouvre le sommet du garrot est élevée, tendue et résistante. Ce cuir du siège, ne pouvant présenter partout la même épaisseur, ne vaudrait-il pas mieux que la partie la plus résistante soit toujours placée du côté opposé, c'est-à-dire rapprochée du troussequin? Je laisse cette appréciation aux personnes plus compétentes en matière de fabrication de selles, mais, me plaçant au point de vue : Position de l'homme à cheval, j'exprime ce désir que l'affaissement i névitable du siège ne puisse se produire qu'à l'endroit précisément où l'on peut exercer un appui sur la selle sans qu'elle bascule.

On a apporté dernièrement une modification sérieuse à la fabrication des selles neuves : Deux sangles croisées et placées sous le siège sont destinées à le soutenir, et on a placé, ce que les selliers appellent un feutre, sous la palette, accolé au troussequin, pour empêcher le siège de se casser en cet endroit.

Les blessures que j'ai appelées : Blessures de l'épaule et qui se présentent en réalité à la base et de chaque côté du garrot m'ont amené à cette conclusion : que c'est dans la façon de se hisser sur son cheval que le cavalier le touche à l'épaule. Il faut avoir été longtemps préoccupé par cette idée et avoir souvent observé les cavaliers montant et descendant de cheval, en manœuvres, pour se rendre compte du déplacement énorme du harnachement, et cela constaté, du mal qu'il ne peut manquer de faire. Une remarque a achevé de m'ouvrir les yeux. L'officier ne blesse jamais ses chevaux à l'épaule. Si l'on objecte qu'il a deux montures, je dirai qu'il n'en a pas toujours été ainsi, et que bon nombre d'officiers actuellement en service ont fait bien des routes et des manœuvres de trente jours avec un seul cheval. Je ne crains pas que l'on m'oppose la qualité de leur selle. Qui ne connaît sa médiocre valeur ? On sait fort bien que tels chevaux qui blessaient en selle d'officier, n'ont plus jamais été blessés avec la selle de troupe. On pourrait faire enfin une dernière objection, et celle-là mérite d'être combattue, c'est que le poids du paquetage d'officier est moindre que celui des cavaliers. Voilà, en effet, une raison très juste, qui enlèverait à mon observation une partie de sa valeur, si tant est qu'elle en ait une, mais l'officier de cavalerie pèse, en règle générale, beaucoup plus que l'homme de troupe ; son poids fait non seulement compensation, mais l'avantage reste souvent aux cavaliers ; donc ce n'est pas là le motif pour lequel les officiers ne blessent pas leurs chevaux à l'épaule. La véritable raison est : que l'étrier leur est tenu, et que l'effort exercé sur l'étrivière opposée, neutralise les déplacements du harnachement et les écarts du cheval. L'homme de troupe se sert de l'étrier comme d'un marchepied, il tire à lui la selle, la déplace une première fois, met souvent plus de temps qu'il n'en faudrait pour passer la jambe (temps pendant lequel tout le poids de l'homme et du harnachement porte sur un seul point), et se met ensuite légèrement ou lourdement à cheval. — Au petit bonheur ! Le déplacement de la selle est souvent assez fort pour qu'il soit obligé de peser brusquement, de tout son poids, dans le sens opposé, pour remettre le tout en place. Voilà donc un même endroit de la peau que l'on frotte une première fois, dans un sens, une seconde fois dans le sens opposé, pendant 30 jours de suite, à raison de dix et douze fois par jour, et cela, avec une pression qui s'augmente du poids du cavalier avec toutes ses armes, et de celui du paquetage de campagne. Si vous tenez compte de l'attendrissement de la peau causé par l'excès de chaleur concentrée sous la couverture, de l'irritation que produit la poussière, de l'amaigrissement progressif qui rend enfin la peau plus facilement entamable, vous serez, je l'espère, bien près de m'entendre. (Il est très connu que bon nombre de chevaux baissent très sensiblement de condition, dans une même journée brûlante et interminable de grandes manœuvres.)

Je mets en fait que si un officier avait derrière lui un peloton d'hommes, sautant toujours à cheval, il n'aurait jamais de chevaux blessés à l'épaule.

Voyons quels sont les régiments qui ont été le plus éprouvés

aux manœuvres de l'Est : Les cuirassiers d'abord, la légère en seconde ligne, puis les dragons. — Les raisons qui les classent ne
confirment-elles pas ma théorie ? Chez le cuirassier une augmen-
tation très sensible du poids du cavalier en armes ajoutée au plus
grand effort que l'on est obligé de faire pour monter à cheval quand
on est en cuirasse : Il faut avoir été mis au pied du mur, et au
pied d'un cheval de cuirassier, pour s'en faire une idée. — Pour
la légère, les causes additionnelles ont été : La finesse de la peau
et l'amaigrissement plus rapide du cheval près du sang (je n'ai pas
dit : du pur sang) ; cette dernière cause touche aussi les cuirassiers,
mais ce n'est plus le tempérament du cheval qui est en jeu, c'est
la ration qui est trop faible pour de si grands coffres. — Les cuirassiers avaient donc toutes chances pour qu'un plus grand nombre de leurs chevaux soient blessés ; au surplus, ils n'ont guère été
plus éprouvés que la légère.

Les difficultés, chaque jour plus grandes, que rencontrent les
officiers chargés du dressage, par suite de la durée plus courte du
service et du très grand nombre de jeunes chevaux, impliquent la
nécessité de choisir, dans l'éducation du cheval, les parties les
plus importantes, de façon à pouvoir leur consacrer plus de temps,
plus de soins, et cela au détriment d'autres, secondaires. Telles
sont dans mon esprit, la leçon du montoir que je rangerai dans la
première catégorie et celle de la volte que je classerai dans la seconde — ne pas confondre avec l'utile emploi du cercle. Or, la
volte, dont je ne contesterai pas aujourd'hui la valeur, est l'objet
de la préoccupation constante, et aussi d'une pratique assidue. —
La correction de cet air difficile captive toutes les attentions et
prime de beaucoup l'exécution parfaite de la leçon du montoir.
On n'entre pas dans un manège sans entendre le commandement :
Volte ! Je ne puis m'empêcher de comparer cette obsession à la
critique que la contagion a rendue réglementaire : « Vous avez la
pointe du pied en dehors. — Rentrez-moi ça. » Une vraie Revales-
cière des maux de l'Équitation, cette pointe du pied rentrée. —
On exige évidemment que le jeune cheval soit à peu près immo-
bile au montoir, mais pas avec la persistance nécessaire à la créa-
tion d'une habitude, ainsi, en dehors du manège, et à peine le
dressage est-il terminé que nous ne nous en inquiétons plus. —

On s'en aperçoit quelquefois à l'école d'escadron et de régiment, ne l'oublions pas. Si l'on ne veut prendre en considération les exemples rares, il est vrai, de cavaliers traînés par leur étrier, ou de ceux qui, dans un moment critique, n'ont pu réussir à se mettre en selle, sur un animal insuffisamment dressé et doublement affolé, que l'on songe au moins à combattre les déplacements si fréquents du cheval de troupe, quand on s'approche pour le monter. Ces écarts brusques qui constituent un semblant de défense, oblige le cavalier à faire de plus grands efforts pour se mettre en selle, et le résultat est encore un déplacement plus certain du harnachement et un pas vers la blessure. — Je prévois cette remarque : que tous les chevaux se calment en route et aux manœuvres. C'est d'abord peu exact. — Il faut que la fatigue soit bien grande pour que Tracassiers et Trottineurs rentrent dans le calme. — Demandez plutôt à la Légère, elle ne songe pas à s'en plaindre, je le comprends ; ce qui n'empêche que tout geste désordonné est une dépense de force qui pourrait être plus utilement employée.

En instruction, au dressage surtout, on ne doit jamais permettre aux cavaliers de mettre leurs chevaux en mouvement *immédiatement* après l'action de monter ou de descendre. Le calme qu'on exigera ainsi, confirmera le cheval dans cette habitude d'immobilité absolue, qu'il doit prendre pour toujours, qu'on le monte ou qu'on le descende, et sa mémoire, aide si précieuse du dressage, sera encore une aide utile au cavalier, le jour où, dans une entente parfaite, ils auront à compter l'un sur l'autre.

En résumé, il n'y a pas d'instruction nouvelle à faire, il y a à maintenir les excellents principes qui ont été donnés aux cavaliers, en utilisant les qualités de vigueur et d'adresse qu'on a su développer chez eux avec une si rare perfection.

Qu'un moyen, capable peut-être de devenir un remède, soit connu des sous-officiers et des brigadiers, que leur attention constante atteste aux cavaliers la présence du danger, et leur inspire la seule terreur qui leur soit permise.

Il faut, pour bien comprendre le désir qu'a tout officier de cavalerie de découvrir le microbe, avoir assisté au découragement, bien compréhensible, des capitaines commandants en présence de la diminution lente mais certaine de leur effectif, et cela pour prix de leurs inutiles efforts. Tout avait été tenté, imaginé, emporté — panneaux en cuir rejetés, selles rembourrées à neuf (ceci est peut-être un tort ; ce n'est dans tous les cas, facile à dire, qu'après !) tapis de feutre, etc. Pour ma part, j'ai, depuis quelques années déjà, tout essayé comme moyen préventif : la serviette, le feutre simple, le feutre avec une feuille de vache vernie très souple, la toile cirée, le caoutchouc, etc. ; je suis obligé d'avouer que je n'ai jamais pu empêcher un certain nombre de cavaliers sous mes ordres de blesser leur monture, alors, j'ai cherché autre chose !

J'ajoute un dernier mot : Je n'ai pas eu la prétention d'émettre une théorie infaillible : j'ai dit que mon travail était le résultat de recherches, d'observations ; je serai plus heureux que fier, s'il est pris en considération, et je m'appliquerai à me taire dans la crainte du contraire.

CHOSES SECONDAIRES.

La façon de placer la couverture a son importance : je ne parle pas d'examiner si elle ne fait pas de plis, ou si elle est exempte de corps durs quelconques, mais de son emplacement sous la selle. Les cavaliers la font toujours dépasser en avant plus qu'en arrière, afin que si elle glisse, elle ne file pas. Eh bien, il est absolument certain que la selle porte plus sur le cheval, du côté où la couverture dépasse le moins (j'entends quand il y a entre les deux côtés une sensible différence), ainsi, en mettant la couverture un peu juste en avant, on dégage, on donne de l'aisance à l'ensemble du harnachement dans sa partie postérieure. Le placement contraire employé par les cavaliers donne l'effet inverse et augmente leurs chances de toucher le rein. Pour être bien placée, la couverture doit dépasser également des deux côtés.

Le moment de desseller a été et est encore l'objet d'avis partagés, de façons de faire différentes, même à l'heure actuelle. On a jugé longtemps l'enlèvement trop rapide de la selle comme un moyen infaillible de blesser sa monture ; les chevaux restaient, près d'une heure, sellés à l'arrivée au cantonnement. Depuis, et ceci bien avant les grandes manœuvres de l'Est, on desselle presque partout aussitôt arrivés, et on frappe les dos. L'importance

que l'on attachait à desseller plus ou moins tôt a cessé à partir de
ce jour, d'autant plus, je le répète, que les régiments qui ont conti-
nué à agir différemment, pendant quelque temps encore, n'ont pas
fait ressortir l'évidence du meilleur procédé. Je penche en faveur
de ceux qui ne dessellent pas immédiatement, mais un bon quart
d'heure après ; je ne peux croire que le rein, cette partie plus délicate du cheval de selle, qu'on ne le pense généralement, se trouve
bien de ce changement subit et très grand de température, étant
donné qu'il n'est jamais l'objet de soins particuliers, et j'attribue
aux refroidissements de cette partie, la courbature, la raideur que
présentent certains chevaux plus délicats, le matin, à la sortie des
cantonnements. Ceci, après constatation de la netteté et de la froi-
deur des membres.

Je termine enfin. — Quand on n'a pu prévoir, il faut remédier,
chose délicate ; c'est ce que je me suis vu dans la nécessité de faire
trop souvent. Quand l'animal présente les traces d'échauffement qui
caractérisent le début des blessures : ces petits boutons, même
rouges, écorchés ; laver la place malade avec de l'eau de savon,
sans odeur, mélangée de rhum. — Un carré de toile cirée, bien
souple, cousu à la couverture, complète les soins. Le remède est
simple, il se trouve plus facilement que tout autre dans les cam-
pagnes, et s'il n'a pas la vogue des blancs d'Espagne au vinaigre,
de la terre glaise, du sulfate de cuivre et des mottes de gazon, il
ajoutera, je l'espère, la reconnaissance de ceux qui l'emploieront,
à celle que je lui dois.

(Extrait de la Revue de cavalerie. — Décembre 1892.)

Nancy, imprimerie Berger-Levrault et Cie.

9 782329 608655